AF337019

PUBLICATIONS DU *PROGRÈS MÉDICAL*

NOTE

SUR LA

PATHOGÉNIE DE L'ÉPILEPSIE

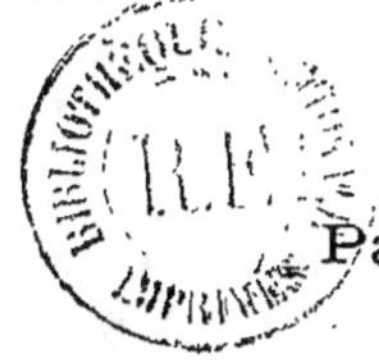

Par Georges LEMOINE

Agrégé à la Faculté de Lille
Médecin-adjoint de l'Asile de Bailleul.

PARIS

AUX BUREAUX DU
PROGRÈS MÉDICAL
14, rue des Carmes, 14.

A. DELAHAYE & E. LECROSNIER
ÉDITEURS
Place de l'École de Médecine.

1888

NOTE

SUR LA

PATHOGÉNIE DE L'ÉPILEPSIE

———

I. Dans un récent article (*Progrès médical*, p. 333, 1887), M. Marie a de nouveau attiré l'attention sur la relation qui existe entre certains états infectieux et le développement de l'épilepsie ; il insiste particulièrement sur les rapports de cause à effet qui semblent unir cette névrose aux maladies virulentes du jeune âge et plus tard, quand elle apparaît à l'âge adulte, à la syphilis et aux maladies septiques qui accompagnent la puerpéralité. Sa conclusion est que le domaine de l'épilepsie idiopathique, héréditaire, est beaucoup plus restreint qu'on le croit, si même il existe, et que, presque toujours, on réussit à trouver une cause occasionnelle à l'épilepsie. Je suis heureux de me rencontrer en parfaite communion d'idées avec M. Marie ; je crois comme lui que l'épilepsie héréditaire est une rareté et qu'il n'existe en

réalité que des épilepsies symptomatiques. J'ai longue-
ment insisté sur cette notion de pathogénie dans mes
leçons sur le traitement de l'épilepsie, et j'ai montré
l'importance qu'elle présente au point de vue de la thérapeutique des états convulsifs (1). En m'appuyant sur
de nombreux exemples, j'ai essayé de démontrer que le
développement de l'épilepsie reconnaît toujours une
cause d'ordre physique, de nature extrêmement varia-
ble, et que l'on peut atteindre, dans certains cas, par
les agents thérapeutiques ; en faisant disparaître la cause,
on fait disparaître le symptôme. Je ne faisais, en somme,
que généraliser les idées qui ont cours sur l'épilepsie
syphilitique. Le but de cette note est simplement de dé-
velopper la thèse de M. Marie et d'apporter à son appui
certains faits fournis par l'observation clinique et l'a-
natomie pathologique.

II. Il est certain que l'épilepsie de l'enfance reconnaît
très souvent pour cause, au moins occasionnelle, une
des maladies infectieuses si fréquentes à cet âge. Il suffit d'interroger les parents de l'enfant pour apprendre
que les premiers accès sont survenus quelques mois,
quelques années même, après une rougeole, une scarlatine ou toute autre infection. M. Marie dit qu'il a
presque toujours réussi à trouver une cause physique
aux états épileptiques dits idiopathiques ; je préciserai
davantage et je dirai que cette cause est en général une
maladie infectieuse.

On peut objecter à la théorie que je soutiens que les
maladies infectieuses du jeune âge sont si fréquentes
et si contagieuses, qu'il n'est guère d'enfants qui leur
échappent et que dès lors elles deviennent une cause ba-
nale qui perd toute valeur, puisqu'on la rencontre aussi
bien chez les sujets devenus épileptiques, que chez ceux
qui sont restés indemnes. La réponse est facile ; pour

---

(1) Cours de thérapeutique de la Faculté de Lille, juin 1887.

que la maladie générale puisse déterminer un jour des accidents nerveux, il faut qu'elle ait eu des localisations dans le système nerveux et encore plus, qu'elle y ait produit des lésions persistantes. Toute syphilis n'est pas cérébrale, et toute syphilis cérébrale n'occasionne pas de l'épilepsie. On peut en dire autant, et avec plus de raison, de la dothiénentérie et des fièvres éruptives dont les lésions sont bien moins profondes que celles de la syphilis ou de la tuberculose. Des lésions cérébrales ou médullaires que l'on croyait éteintes depuis des années peuvent se réveiller un jour et donner naissance à des accidents redoutables. Ballet et Dutil (1) ont donné des exemples saisissants de ces retentissements éloignés de localisations médullaires produites pendant la première enfance. Tout individu qui a eu à une période de son existence une lésion de ses centres nerveux devient par cela même un prédisposé, *un cérébral* ou *un médullaire* (Ballet).

III. Le processus en vertu duquel une lésion d'origine infectieuse peut déterminer des convulsions épileptiques est des plus variables.

Dans certains cas, ce sont les plus rares, l'épilepsie survient en pleine poussée aiguë de la maladie, au moment où celle-ci se généralise et où des foyers microbiens se forment dans les centres nerveux. L'irritation qu'occasionne leur développement suffit parfois à provoquer des crises. C'est ce mécanisme que l'on est en droit d'invoquer pour expliquer l'apparition de l'épilepsie au début de la période secondaire de la syphilis, au cours d'une fièvre typhoïde ou d'une autre maladie générale. Le plus souvent, c'est quand ces foyers infectieux ont subi la transformation fibreuse que l'épilepsie apparaît occasionnée par la cicatrice qui s'est formée.

---

(1) *Revue de médecine*, p. 18, 1884.

Quand j'étais le chef de clinique du professeur Pierret, ce maître éminent attira mon attention sur une par-
ticularité très intéressante présentée par certains paralytiques généraux syphilitiques. Chez ces malades, le
traitement spécifique amenait une amélioration rapide
des phénomènes paralytiques, mais au moment où l'on
pouvait espérer une rémission durable, des accès épileptiques, d'une violence extrême, apparaissaient sans
que rien ait pu les faire prévoir. L'épilepsie remplaçait
les symptômes habituels de la paralysie générale ; ces
derniers considérablement atténués par le traitement
ne faisaient à peu près plus de progrès, et le malade,
presque débarrassé de sa paralysie générale, devenait
un épileptique. Dans tous les cas observés, les accès
épileptiques présentèrent une intensité très grande et la
mort en fut la conséquence (1).

A l'autopsie, on trouva à la surface des hémisphères
cérébraux de petites cicatrices étalées, déprimées à leur
centre et s'irradiant assez profondément dans la subs-
tance grise. Ces cicatrices étaient, à n'en pas douter, le
résultat de la transformation fibreuse de petits foyers
inflammatoires développés par la syphilis. Ici, comme
dans tous les cas semblables, les foyers infectieux gué-
ris sous l'influence du traitement s'étaient cicatrisés et
avaient fait place à du tissu fibreux cicatriciel. M. Pierret pense, à juste raison, que dans ces cas, l'épilepsie
était consécutive à la formation de ces cicatrices, résul-
tant elles-mêmes de la guérison de la paralysie générale. Ces noyaux de tissu fibreux cicatriciel, très ré-
tractile, occasionnaient l'épilepsie par le même mécanisme que les cicatrices consécutives à des traumatismes
cérébraux. Un coup de sabre sur la tête, par exemple,
ayant traversé les méninges et atteint les couches corticales, ne produit pas l'épilepsie immédiatement, mais

---

(1) PIERRET. *Société nationale de médecine de Lyon.* Séance
du 21 novembre 1887.

seulement quand la plaie est guérie et les adhérences cicatricielles formées.

Ainsi, on voit que dans une maladie infectieuse type, la syphilis, l'épilepsie, dans certains cas du moins, est la conséquence du processus réparateur qui accompagne la disparition des colonies microbiennes dispersées dans les centres nerveux. Il nous est bien permis de généraliser et de supposer qu'un processus semblable se montre dans les autres maladies infectieuses. L'examen histologique des lésions de nature infectieuse que l'on rencontre dans les centres nerveux, au cours des maladies générales, vient à l'appui de l'idée que nous défendons. Elles se présentent toujours sous un même aspect, à tel point que les myélites infectieuses, par exemple, se distinguent avec la plus grande facilité des myélites d'ordre trophique, tandis qu'il est difficile de les distinguer entre elles. Elles sont caractérisées par de petits foyers, amas d'éléments embryonnaires, au sein desquels existent des colonies microbiennes, et qui sont d'habitude disposés autour des petits vaisseaux, comme si les agents septiques avaient été apportés là par le sang ou les voies lymphatiques péri-vasculaires. Ces petits foyers obéissent à un processus qui ne varie guère et reconnaissent deux modes de terminaison différents : ou bien ils subissent une régression complète, et disparaissent peu à peu et sans laisser aucune trace, ou bien ils sont lentement circonscrits et étouffés par la néoformation conjonctive qui résulte de la réaction défensive des éléments voisins, une petite cicatrice prend alors leur place. Ainsi évoluent les lésions de la tuberculose, de la syphilis, de la diphtérie et, très probablement aussi, celles des autres maladies infectieuses, la variole, la rougeole, la scarlatine, la fièvre typhoïde, etc. Les myélites consécutives à la rage, celles que l'on observe chez les jeunes chiens choréiques offrent des lésions semblables et ont une terminaison semblable. J'en dirai même tout autant de la paralysie infantile, cause si fréquente d'épilepsie, et dont la nature infectieuse ne tardera sans doute pas à être complètement démontrée. Depuis longtemps cette théorie de l'infection est soutenue par M. Pierret. Des recherches nombreuses d'anatomie pathologique comparée ont été dirigées dans ce sens, et les expériences faites aux laboratoires de Charcot et de Vulpian ont démontré à M. Pierret que la paralysie infantile était avant tout une myélite, à petits foyers disséminés. M. Mathis, professeur à l'école vétérinaire de Lyon, prétend avoir trouvé un microbe spécial chez les chiens atteints de paralysie du jeune âge. Or beaucoup admettent qu'il y a identité entre cette maladie des jeunes chiens et celle des enfants. Parfois la paralysie infantile se montre sous la forme épidémique ainsi que M. Cordier vient récemment de le constater (1). Ces faits tendent à prouver que cette affection est, elle aussi, de nature parasitaire. Comme un très grand nombre des cas d'épilepsie du jeune âge sont consécutifs à son action, l'origine infectieuse de la plupart des convulsions épileptiques aurait ainsi de nouveaux faits à son appui.

Les cas d'épilepsie syphilitique observés par M. Pierret nous donnent la clef du mécanisme des accès observés à la suite de n'importe quelle maladie infectieuse : *les convulsions épileptiques sont le résultat des lésions produites dans les centres nerveux par les agents pathogènes; elles sont aussi et surtout la conséquence de leur cicatrisation.* Des particules solides minérales telles que celles du plomb, peuvent produire les mêmes effets, en occasionnant des lésions analogues aux lésions parasitaires. L'épilepsie saturnine reconnaît sans doute cette même pathogénie.

Selon le siège qu'ils occupent, les foyers infectieux

---

(1) *Société des Sciences médicales de Lyon.* Séance du 23 novembre 1887.

développés dans les centres nerveux peuvent donner
naissance à des symptômes de divers ordres. On vient
de voir que dans certaines conditions ils sont suscepti-
bles de produire l'épilepsie; d'autres fois leur effet est
tout différent et lorsque, par exemple, ils se sont développés dans le voisinage d'un centre trophique, ce sont
des atrophies que leur présence occasionne. Depuis
longtemps, on sait que la plupart des maladies infectieuses peuvent s'accompagner à leur déclin ou même beaucoup plus tard de l'atrophie de certains groupes musculaires et l'on est actuellement à peu près d'accord
pour admettre que ces atrophies sont la conséquence
de lésions nerveuses dues à des localisations de l'agent
septique: Si la nature parasitaire de la paralysie infantile était définitivement démontrée, elle serait le type
de ce genre. De ce qui précède, il résulte donc que les
maladies infectieuses peuvent être l'origine : 1° d'*accès
épileptiques* que l'on attribue en général, et à tort, à
l'hérédité; 2° d'*atrophies musculaires*. Nous allons
voir quelles sont les conclusions importantes que l'on
peut tirer de cette donnée pathogénique.

IV. Il est extrêmement fréquent de rencontrer chez
les jeunes épileptiques, dont la maladie est dite idiopathique, des malformations physiques peu importantes
en elles-mêmes, mais fort intéressantes pour les clini-
ciens et que l'on a assimilées aux stigmates physiques
des aliénés héréditaires. La réunion de quelques-uns
de ces stigmates et de l'épilepsie sur un même sujet lui
donne un aspect tout particulier, qui frappe tout de
suite un œil exercé et constitue le *type épileptique*.
Ces malformations sont des plus variées ; les unes, et ce
sont les plus graves, ne sont autres que les atrophies et
les déformations des membres, consécutives à une at-
teinte de paralysie infantile, les autres, moins importantes, mais tout aussi significatives à notre avis, cons-
tituent un vaste groupe dans lequel on peut ranger l'a-

symétrie de la face, l'aspect grimaçant, les malformations du nez, des dents, des os de la face, etc.

Pour interpréter les atrophies des membres, tout le
monde est d'accord ; elles sont la conséquence éloignée
de la paralysie infantile ; et plus exactement le résultat
des lésions dont les centres trophiques de la moelle ont
été le siège. Mais quand il s'agit des malformations fa-
ciales les divergences d'opinion apparaissent, les uns, et
ce sont les moins nombreux, émettent timidement l'idée
qu'elles sont dues à un arrêt de développement occasionné par une méningite avec inflammation propagée
aux couches corticales, les autres rapportent tout à
l'hérédité et en font des stigmates héréditaires du type
épileptique. Bien plus, ces malformations sont en général regardées comme la cause même de l'épilepsie. Pour
prendre un exemple, l'asymétrie de la face, on discute
encore pour savoir par quel mécanisme elle engendre les
états convulsifs et naturellement on ne trouve pas la solu-
tion du problème. En résumé, quand l'épilepsie et les
déformations de la paralysie infantile se rencontrent
sur un même sujet, on pose le diagnostic d'*épilepsie
symptomatique* de lésions nerveuses (infectieuses,
croyons-nous), tandis que si l'épilepsie survient sur un
sujet présentant de l'asymétrie faciale ou de l'atrophie,
des contractures ou un tic des muscles de la face, ou
une déformation osseuse siégeant dans la même région,
on s'empresse de dire *épilepsie idiopathique*. La lésion physique qui, dans les premiers cas, est considérée
comme n'ayant avec l'épilepsie qu'un simple rapport de
simultanéité, prend presque dans le second un rapport
de cause à effet.

Or il me semble plus rationnel d'admettre que certain des stigmates épileptiques dits héréditaires, sur-
viennent après la naissance et sont, tout comme les déformations du même genre de la paralysie infantile, le
résultat d'un arrêt de développement occasionné par
une des maladies infectieuses de la toute première en-

fance, dont l'action s'est localisée en partie dans le système nerveux.

Et ceci n'est pas simplement une hypothèse, car l'observation des faits confirme, dans une certaine mesure, l'idée que j'avance. J'ai eu l'occasion de donner récemment mes soins à de tout jeunes enfants (de 2 à 5 ans) devenus épileptiques dans le cours de la 2ᵉ année, et dont deux présentaient une asymétrie faciale très accusée tandis que le troisième offrait une atrophie des muscles zygomatiques droits ainsi qu'un développement incomplet de l'os maxillaire supérieur dont la saillie était à peine marquée alors que le même os du côté gauche était normal. Les parents m'affirmèrent que leurs enfants étaient venus au monde avec le visage parfaitement régulier et que ce n'était que quelque temps après les fatigues de la dentition que leur regard était devenu étrange et que leur figure s'était déformée. L'épilepsie était survenue quelques mois après.

Certes, je ne veux pas généraliser, et ce n'est pas en m'appuyant sur trois cas seulement que j'oserai émettre une loi et dire que les malformations coexistant avec l'épilepsie de l'enfance résultent toujours d'une maladie infectieuse, mais je crois que les choses se passent ainsi assez souvent et que l'observation attentive démontrera plus tard la fréquence relative de ce processus. Pas plus que M. Marie, je ne crois à l'épilepsie héréditaire, et je dirai volontiers avec lui « j'admets que l'enfant puisse naître épileptique, si la cause morbide l'a frappé pendant la vie intra-utérine, mais ce que je ne saurais admettre, c'est que l'enfant puisse être conçu épileptique. » J'en dirai autant de la plupart des stigmates physiques dits héréditaires. J'ajoute, et ce sont là mes conclusions, que dans un très grand nombre de cas ce sont des foyers infectieux disséminés dans les centres nerveux qui sont la cause première des convulsions épileptiques et que c'est à leur action destructive exercée sur les centres trophiques qu'il faut rattacher quelques-unes des malformations qui se voient sur un certain nombre de sujets épileptiques.

Quant à l'hérédité nerveuse, elle joue le rôle de cause prédisposante, et j'admets avec tout le monde qu'une lésion survenant dans le système nerveux d'un individu appartenant à une famille de névropathes déterminera plus facilement une affection nerveuse, que si elle se produit chez un individu indemne de toute tare héréditaire.

PARIS. — IMP. V. GOUPY ET JOURDAN, RUE DE RENNES,